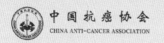

中国抗癌协会
CHINA ANTI-CANCER ASSOCIATION

口腔颌面黏膜恶性黑色素瘤

中国肿瘤整合诊治指南（CACA）

CACA GUIDELINES FOR HOLISTIC INTEGRATIVE MANAGEMENT OF CANCER

2022

丛书主编 ◎ 樊代明

主　　编 ◎ 郭　伟　孙沫逸　任国欣　吴云腾

U0244811

天津出版传媒集团

天津科学技术出版社

图书在版编目(CIP)数据

中国肿瘤整合诊治指南.口腔颌面黏膜恶性黑色素瘤
.2022 / 樊代明丛书主编;郭伟等主编.-- 天津:天
津科学技术出版社,2022.6
　　ISBN 978-7-5742-0138-5

　　Ⅰ.①中… Ⅱ.①樊… ②郭… Ⅲ.①口腔颌面部疾
病—肿瘤—诊疗—指南 Ⅳ.①R73-62

中国版本图书馆CIP数据核字(2022)第104239号

中国肿瘤整合诊治指南.口腔颌面黏膜恶性黑色素瘤.2022
ZHONGGUO ZHONGLIU ZHENGHE ZHENZHI ZHINAN.
KOUQIANG HEMIAN NIANMO EXING HEISESULIU.2022

策划编辑:方　艳
责任编辑:张建锋
责任印制:兰　毅

出　　版: 天津出版传媒集团
　　　　　 天津科学技术出版社
地　　址:天津市西康路35号
邮　　编:300051
电　　话:(022)23332390
网　　址:www.tjkjcbs.com.cn
发　　行:新华书店经销
印　　刷:天津中图印刷科技有限公司

开本787×1092　1/32　印张1.25　字数22 000
2022年6月第1版第1次印刷
定价:27.00元

目录

第一章

概述

头颈黏膜恶性黑色素瘤（Head and Neck Mucosal Melanoma，HNMM）是一类高度恶性的实体肿瘤，严重危害人类健康。有关致病因素、驱动基因、临床症状和治疗方法及预后等与皮肤黑色素瘤差异较大。为切实提高我国HNMM的远期生存率及生存质量，郭伟等于2015年制定了国内首个HNMM诊治专家共识。经6年多推广应用，HNMM临床诊治规范性有很大提高。随着HNMM基础与临床研究的不断深入，其诊治与预后近年也发生了明显变化，特别是头颈部各分支学科的蓬勃发展，口腔、鼻腔鼻窦、眼部等黏膜黑色素瘤各自发展出独特的诊治模式，该共识已不能满足当前临床的实际需求；学界认为头颈部黏膜包含的解剖范围较广，涉及的临床科室较多，不同学科之间黑色素瘤诊疗模式又存在差异，临床亟待更加符合个体化治疗、更加专科化的诊治共识。经查阅文献，目前国内外尚无独立的口腔颌面黏膜黑色素瘤（Oral Mucosal Melanoma，OMM）的临床实践指南或共识。有鉴于此，为让共识有的放矢、更精准地指导临床实践，本书将聚焦OMM，基于循证医学证据和医学循证，深入讨论与斟酌编写此共识。考虑到OMM的个体化差异，本共识仅作为OMM临床实践的参考。

— 第二章 —

口腔颌面黏膜黑色素瘤流行病学

OMM恶性程度较高，5年生存率仅20%左右，是我国常见的黑色素瘤亚型之一，构成比为22.6%左右。黏膜恶性黑色素瘤主要发生在头颈部黏膜（55%），其次为肛门直肠（24%），生殖道（18%）以及尿道黏膜（3%）。口腔黏膜是头颈部黏膜的重要组成部分，OMM在HNMM中占比为30%。OMM在整个黑色素瘤的构成与人种密切相关，东亚人群、非裔人群多发，构成比高达8%左右；白种人发病率较低，构成比仅0.2%左右。OMM的好发人群为中老年人，中位年龄在55岁左右。男性多见，我国一项254例大样本的临床研究显示，OMM男女比例约为1.6∶1。

80%以上的OMM发生于硬腭及上颌牙龈黏膜，其次为颊、唇黏膜，口底及舌黏膜较少见。口腔黏膜的黑色素细胞起源于神经嵴，大部分位于基底膜附近，文献推测黑色素细胞由于各种因素恶变成OMM，但目前致病因素并不明确，可能的因素包括不良义齿、吸烟、机械性创伤以及家族史等。

第一节　预防要养成良好生活习惯

（1）宜进食清淡口味食物。

（2）避免过于辛辣刺激性、过热的食物和饮品。

（3）少饮酒或不饮酒。

（4）戒烟，禁食槟榔。

（5）坚持每日适当的运动量，睡前、餐后刷牙和漱口。

（6）减少唇黏膜外露部分过度日照。

（7）避免唇红部使用成分不明的化妆品和含有内分泌激素的口腔清洁剂。

（8）及时正确处理残根、残冠、过锐牙尖、各类不良修复体。

（9）对口腔黏膜各类色斑，避免挤压和用锐器刮除及刺挑等处理；避免用化学药物（苯酚等）、激光烧灼或电烧灼等不当处理。

第二节　筛查办法

（1）充分利用现代媒体传播技术，包括电视、广播、报纸、期刊、海报、网络、微信等播放公益广告、科普视频等，普及 OMM 的预防和早期诊断。

（2）社区筛查：培训社区初级卫生人员对该病的认识。设计和开展相关问卷调查。

（3）建议科普宣传与2·4世界抗癌日、4·15全国抗癌日、9·20爱牙日结合进行。

（4）鼓励在各类体检中心、社区口腔诊所开展早期筛查。

（5）筛查年龄自儿童至老者全覆盖，其中有各类恶性黑色素瘤家族史、口腔黏膜色素斑等应为重点筛查对象，定期、持续观察。

（6）加强专业培训：建议对相关临床专业口腔学科教学中有针对性培训。

（7）对口腔专业学生、研究生、住院医生、专科医生培训等纳入重点教育内容。

（8）重视早期诊断和鉴别诊断：对各类口腔黏膜色素斑要尽早进行专科检查和鉴别诊断，对无明显恶变者，应定期检查；对可疑者，应尽早行规范化活检。

（9）对位置固定、长期（一月以上）口腔黏膜色素斑上形成溃疡，要尽早活检。

—— 第三章 ————————————————

口腔颌面黏膜黑色素瘤临床及
病理特点

OMM临床上主要表现两种类型，斑片型及结节型。斑片型OMM与皮肤的雀斑样恶性黑色素瘤形态类似，临床表现为黑色病变范围较大，表面平坦，与黏膜基本平齐，边缘轮廓不规则，颜色主要为黑色及灰色，病变周围可散在分布黑色或灰色斑点。结节型OMM又可分为两种，一种无平坦的成分，全部为外生性结节，表面可见溃疡，颜色呈相对均匀的深黑色或蓝黑色；另一种有平坦成分，在病变某个位置出现界限分明的肿瘤结节，这种结节通常表面光滑，呈粉灰色或深灰色，可伴有出血史，这些结节可能发展得相当快，通常3个月内迅速进展，且成为患者寻求治疗的主要原因。

OMM转移能力非常强，是颈淋巴转移率较高的黑色素瘤，颈淋巴转移率高达70%，远处转移率接近40%，是OMM预后极差的主要原因。

OMM与其他部位恶性黑色素瘤类似，根据组织学形态有否浸润分为原位恶性黑色素瘤与浸润性恶性黑色素瘤。原位恶性黑色素瘤有2种组织学类型：雀斑样恶性黑色素瘤，最为常见，表现为梭形或树突状黑色素瘤细胞在鳞状上皮基底层呈雀斑样增生，形态类似于肢端雀斑样恶性黑色素瘤。这种类型的原位恶性黑色素瘤在临床上往往表现为一长期存在、缓慢发展的扁平黑斑，可达数年或数十年。病变初期黑色素瘤细胞数量少而散在，细胞异型性较小，细胞核稍增大且与周围存在收缩间隙。随病程进展，瘤细胞体积增大，数量增多，染色质变粗，核仁明显，逐渐累犯鳞状上皮全层，可出现Paget样播散。黏膜内出现以淋巴细胞为主的苔藓样炎症细胞浸润带。圆形上皮样黑色素瘤细胞在鳞状上皮内呈Paget样播散，类似于浅表扩散型恶性黑色素瘤（superficial spreading melanoma，SSM）。这种类型的原位恶性黑色素瘤临床进展相对较快。

在浸润性恶性黑色素瘤中，常表现为具有显著异型性的黑色素瘤细胞组成的不规则肿块，肿瘤浸润黏膜下层，甚至侵犯骨组织。瘤细胞形态上以上皮样或梭形细胞为主，偶尔为痣样或浆细胞样形态。细胞异型性、坏死及核分裂增多者均提示高度恶性。此外，在病灶边缘交界处常可找见残存的原位恶性黑色素瘤形态。以纤维化、肉芽组织样增生伴散在淋巴细胞、浆细胞及吞噬黑色素组织细胞浸润为特点的自发消退现象也可见于OMM中。

OMM分子生物学特征及基因图谱与皮肤黑色素瘤差异较大，皮肤黑色素瘤主要由长期紫外线照射诱导的驱动基因突变，以BRAF突变为主。而OMM最常见的基因突变为KIT基因突变（23.1%），其次为NF1（7.1%）、RAS家族（6.2%）及BRAF突变（3.1%）。基因扩增方面，CDK4扩增在OMM中最为常见，约60%的OMM存在CDK4拷贝数扩增，这为CDK4抑制剂在OMM的应用提供了理论基础。

临床上偶尔遇见无色素性黑色素瘤，对上海第九人民医院存档OMM进行临床病理分析，提示该类型所占比例小于10%；2020年英国学者报道该类型占头颈黏膜黑色素瘤约30%。无色素性黑色素瘤，只有病理检查后才可确诊。

第四章

口腔颌面黏膜黑色素瘤的临床分期

目前 OMM 的临床分期主要参考第 8 版 AJCC 关于 HNMM 的 TNM 分期，这个分期的争议比较大，最核心的问题在于该分期没有 T1 和 T2，OMM 全部被归为 T3、T4 的晚期肿瘤。但是，一项对 170 例诊断为 T3 的 OMM 的临床研究显示，病理诊断为原位 OMM 的病例 5 年生存高达 90%，颈淋巴转移率仅 23.7%，远处转移率只有 2.6%。综合治疗与单纯手术或冷冻在本组病例中无生存差异。研究结果证实早期 OMM 的存在。通过进一步查阅 AJCC 对其他恶性肿瘤的分期，发现恶性程度比 HNMM 更高和发病率更低的肿瘤都有 T1、T2。例如，胰腺癌的 5 年生存率仅约 10%，恶性程度比 HNMM 还高，但其 T 分期有 T1 和 T2；眼结膜黑色素瘤隶属头颈黑色素瘤范畴，其发病率更低，也有 T1 或 T2。

因此，学界认为 OMM 也应有 T1 或 T2。有鉴于此，专家组经反复讨论和斟酌，对 AJCC 的 TNM 分期进行了重要补充。具体为：

T1—口腔黏膜原位黑色素瘤（Oral mucosal melanoma in situ）；

T2—微浸润性黑色素瘤，包括 T2a—肿瘤浸润黏膜固有层乳头（Tumor infiltration into the papilla layer of lamina propria papilla）；T2b—肿瘤浸润黏膜固有层网状层（Tumor infiltration into the reticular layer of lamina propria）；

T3—浸润性黑色素瘤，肿瘤浸润至黏膜下层或骨膜 [Invasive melanoma（tumor invasion into submucosa and/or periosteum）]；

T4a—中度进展期，肿瘤侵犯深部软组织、软骨、骨或者累及皮肤[Moderate progression（tumor involving deep soft tissue，cartilage，bone or skin）]；

T4b—高度进展期，肿瘤侵犯脑组织、硬脑膜，后组颅神经（ⅨⅩⅪⅫ），咀嚼肌间隙；颈动脉，椎前间隙，纵隔等。

OMM新的TNM临床分期见表4-1。

表 4-1　新版 OMM 的 TNM 临床分期

T-原发肿瘤临床分期
T1—原位黑色素瘤
T2—微浸润性黑色素瘤
T2a—肿瘤浸润黏膜固有层乳头
T2b—肿瘤浸润黏膜固有层网状层
T3—浸润性黑色素瘤（肿瘤浸润至黏膜下层或骨膜）
T4a—中度进展期。肿瘤侵犯深部软组织、软骨、骨或者累及皮肤
T4b—高度进展期。肿瘤侵犯脑组织、硬脑膜，后组颅神经（Ⅸ Ⅹ ⅪⅫ）；颈动脉，椎前间隙，纵隔结构
N—淋巴结
N0—无区域淋巴结转移
N1—有区域淋巴结转移
M—远处转移
M0—无远处转移
M1—有远处转移
Ⅰ期　T1　　N0　　M0
Ⅱ期 Ⅱ A 期　T2a　　N0　　M0 Ⅱ B 期　T2b　　N0　　M0
Ⅲ期　T3　　N0　　M0
Ⅳ期 Ⅳ A　　T4a　　　N0　　　M0；T1-3　N1　　M0 Ⅳ B　　T4b　　　任何 N　M0 Ⅳ C　　任何 T　任何 N　M1

第五章

口腔颌面黏膜黑色素瘤的诊断

典型的临床表现和体征是诊断OMM最基本的手段，影像学及实验室检查是必要的辅助诊断方法。病理学检查是OMM确定诊断的金标准。免疫组化染色，包括S-100、SOX10、HMB-45、Melan-A和PNL2等，是OMM诊断和鉴别诊断的必要辅助手段。

（1）临床症状：OMM临床症状基本遵循ABCDE法则：A—非对称（asymmetry）；B—边缘不规则（border irregularity）；C—颜色改变（color Variation）；D—直径（diameter）直径>5mm的色素斑；E—隆起（elevation），一些早期肿瘤，瘤体会有轻微隆起，高出正常黏膜表面。OMM进一步发展可出现卫星灶、溃疡、出血、牙齿松动及区域淋巴结肿大等。晚期OMM可出现远处转移，常见转移的部位为肺、脑、骨、肝等。

（2）影像学检查：影像学检查应根据原发部位来确定，必查项目包括区域淋巴结B超、增强CT或MRI（颈部、腮腺）、胸部（X线或CT）。根据临床症状可行全身骨扫描及头颅检查（CT或MRI），或行PET-CT检查。

（3）活检（适用于全部OMM）：疑似早期的OMM建议一定完整切除可疑病灶，获取准确的T分期。如果肿瘤体积较大难以切除，或已经明确发生转移，推荐冷冻切取活检，不推荐直接切取活检。冷冻切取活检应保证一定的深度，以获取较为准确的T分期，咀嚼黏膜如腭部及牙龈，建议活检应切至骨膜；而非咀嚼黏膜，如颊部、口底黏膜，建议切至正常黏膜和肌组织。

（4）实验室检查：除常规的实验室检查外，还应查LDH，主要为后续治疗做准备，同时了解预后情况，LDH越高预后越差，有报道LDH<0.8倍正常值的患者总生存期明显延长。目前尚无OMM特异的血清肿瘤标志物。

— 第六章 —

口腔颌面黏膜黑色素瘤治疗

第一节　冷冻消融治疗

冷冻消融治疗：湿润光滑的口腔黏膜是冷冻消融治疗的理想场所，黑色素细胞对超低温非常敏感，对于原发灶的治疗十分重要。OMM原发灶推荐冷冻下活检或切除。冷冻消融治疗是指：①利用液氮作为媒介，采用特制的冷冻器，将液氮均匀地喷射至肿瘤表面，根据肿瘤范围和深度，持续2~3分钟，超出病变范围2~4mm组织结晶，融化时间为冷冻时间的两倍以上，反复冻融2~3个周期；②利用氩氦气能量转换——氩氦刀冷冻消融，需要在B超或CT引导下直接将氩氦刀准确插入肿瘤内，数分钟内将肿瘤组织冻成冰球。冷冻消融疗法用于治疗OMM在国内已有40余年历史，冷冻消融方法可根据病变范围和部位，酌情选用喷射式或接触式冷冻，抗肿瘤免疫效应是冷冻消融治疗的重要作用机制之一。

斑片型OMM与部分结节型OMM范围较大，周围散在大量的卫星灶，口腔内解剖空间又有限，扩大切除难以获得安全切缘，冷冻消融治疗对这类OMM可以达到非常好的局部控制率。此外，对中晚期患者，冷冻消融治疗可作为姑息减瘤措施，延长生存期，提高生存质量。

第二节　口腔颌面黏膜黑色素瘤的外科治疗

扩大切除：对原发灶较大，肿瘤侵及深层组织，如累及深部肌肉、颌骨，冷冻消融治疗难以企及的，总的原则是广泛切除并获取阴性切缘。切除的边界包括黏膜切缘和深部切缘。黏膜边界通常指包括肿瘤边界外 1.5~2cm 外观正常黏膜，深部边界根据肿瘤原发部位的不同而改变，由于口腔内解剖空间有限，应考虑邻近重要组织器官的保留，对切除边界不必片面追求宽度和深度，可通过送检冰冻切片确定切除安全缘；肿瘤累及颌骨骨膜时，通常切除骨组织与肿瘤的距离为 2cm。

颈淋巴清扫术：对 cN0 者，不建议行选择性颈淋巴清扫术，推荐严密观察，临床诊断为颈部淋巴结阳性的患者在原发灶得到基本控制的基础上应行区域淋巴清扫术。

第三节　口腔颌面黏膜黑色素瘤的辅助治疗

OMM 术后辅助治疗非常重要，OMM 的生物学行为有别于皮肤黑色素瘤，其与血管关系更为密切，更易出现复发转移，学界一致认为 Ⅱ 期及以上 OMM 须行术后辅助治疗。主要包括辅助化疗及辅助干扰素治疗。

辅助化疗：一线治疗推荐达卡巴嗪（Dacarbazine，DTIC）单药、替莫唑胺（mozolomide，TMZ）或 TMZ/DTIC 单药为主的联合治疗（如联合顺铂或福莫斯汀）；二线治疗一般推荐紫杉醇联合卡铂方案。长期以来，达卡巴嗪（DTIC）是晚期黑色素瘤内科治疗的"金标准"，目前其他化疗药物在总生存上均未超越 DTIC，单药 DTIC 的有效率为 7.5%~12.2%，新的化疗药物如替莫唑胺和福莫斯汀，虽然在疗效上并未明显超越 DTIC，但两者能透过血脑屏障，可用于脑转移 OMM 的治疗。

辅助干扰素治疗：推荐 $1500 wiu / m^2$ $d_{1-5} \times 4$ 周 $900 wiu$ TIW×48 周 1 年方案。

第四节 口腔颌面黏膜黑色素瘤的放射治疗

黑色素瘤细胞本身对放疗不敏感，学界不推荐原发灶首选放疗。OMM颈淋巴转移率较高，推荐放疗作为颈淋巴清扫术后，存在高危因素的辅助治疗。目前也有证据显示，对于cN0的病例，颈部放疗可预防颈部淋巴结的转移，但还需更多循证医学证据来验证。

第五节 中医药治疗

中医认为恶性肿瘤发生是由于正气虚损，邪毒入侵而造成气滞血瘀、痰凝毒聚的病理变化。因此，对恶性黑色素瘤的治疗用扶正培本、活血化瘀、清热解毒、化痰软坚等方法。

1 扶正培本法

扶正培本法主要用于正虚，或接受手术、放化疗后，临床上常用具有扶助正气、培植本源的药物治疗虚损不足，以调节人体的阴阳气血和脏腑经络的生理功能，提高机体抗病能力，增强免疫功能，从而达到强壮身体，缓解病情，延长生命，抑制癌瘤发展。扶正培本法范围很广，是治疗肿瘤最重要的治法之一。

（1）益气健脾法。

益气健脾法是治疗气虚的基本方法。气虚的主要临床表现为神疲乏力，面色㿠白，语言低微，气短，自汗，纳少便溏。常用中药有白术、茯苓、淮山药、甘草等。

（2）温肾壮阳法。

温肾壮阳法多用于肾阳虚或脾肾不足之证。临床表现可有畏寒、肢冷、腰酸腿软、神疲乏力、少气懒言、气短而喘、面色苍白、小便清长、大便溏薄、舌质淡胖、苔薄白、脉沉细等症状。常用中药有熟附子、肉桂、卢胶、仙灵脾、仙茅、锁阳、苁蓉、巴戟天、补骨脂、薜荔果等。

（3）养阴生津法。

养阴生津法多用于阴虚内热证或接受放化疗后。其症可见手足心热，午后潮热，盗汗，口燥，咽干，心烦，失眠，大便艰行，舌质红，少苔或舌光无苔，脉细数无力等虚热症状。常用药物有西洋参、南沙参、北沙参、天冬、麦冬、生地、元参、石斛、天花粉、龟板、鳖甲、玉竹、黄精、女贞子、知母等。这一类药物分别具有养阴清肺、养阴增液和滋养肝肾的作用。

（4）滋阴补血法。

滋阴补血法多用于血虚症或化疗后。血虚的主要临床表现有头晕，目眩，心悸，失眠，面色萎黄，唇和指甲苍白，腰酸，疲乏无力，脉细，舌淡白等症。常见于晚期癌症患者或化疗后造血功能损害所致贫血患者等。这些药物大多具有补血养精的作用。临床应用时又常与补气药（如黄芪、人参）、健脾药（如白术）等同用。

2 活血化瘀法

活血化瘀法适用于治疗肿瘤有瘀血之症。临床主要表现为肿块，痛有定处，肌肤甲错，舌质青紫或黯，或有瘀斑、瘀点或舌下有青紫斑点或静脉扩张，脉象弦细或涩等。常用药物有三棱、莪术、川芎、丹参、地鳖虫、赤芍、红花、当归、穿山甲、鬼箭羽、王不留行、桃仁、石见穿、凌霄花、生蒲黄、五灵脂、水红花子、乳香、没药、水蛭、喜树、斑蝥、蜈蚣、全蝎等。这些药物具有疏通经络、促进血行、消散瘀血、改善血液循环和抑制结缔组织增生、抑制肿瘤的生长以及消除肿块等作用。

3 清热解毒法

清热解毒法适用于治疗邪热壅盛的癌症患者。临床主要表现为发热、肿块增大、局部灼热肿痛、口渴、小便黄赤、便秘或黄疸、苔黄、舌质红绛、脉数等。常用药有白花蛇舌草、半枝莲、石上柏、龙葵、七叶一枝花、蛇莓、白英、山豆根、苦参、白毛藤、夏枯草、土茯苓、天葵子、鱼腥草、冬凌草、猪殃殃、紫草、臭牡丹、青黛、野葡萄藤、蟇头回、苍耳草、狗舌草、菝葜、藤梨根、黄芩、黄连、黄柏、八角莲、水杨梅根、凤尾草、农吉利等。

4　化痰软坚法

化痰软坚法适用于一切痰凝之证，如肿块、淋巴结转移等。常用药物有瓜篓皮、皂角刺、夏枯草、海藻、昆布、生牡蛎、海带、瓦楞子、山慈姑、天南星、黄药子、泽漆、海蛤壳、蛇六谷、半夏、僵蚕、猫爪草、硇沙、柘木等。

第六节　复发或转移性口腔颌面黏膜黑色素瘤的治疗

1　靶向治疗

OMM预后较差，约70%的OMM会出现淋巴转移，40%的OMM会出现远处转移。对不可切除、复发或转移性OMM强烈推荐参加临床试验。所有不可切除、转移或复发的OMM原则上做基因检测。由于OMM缺乏特征性基因突变，在当前的治疗模式下，只有靶向治疗有快速缩瘤的作用，因此基因检测建议采用全基因组测序，有可能筛选出潜在的突变靶点。

（1）伊马替尼（KIT 抑制剂）：约 20% 的 OMM 会出现 C-KIT 基因突变。伊马替尼是 C-KIT 受体的酪氨酸激酶抑制剂，C-KIT 抑制剂伊马替尼的 Ⅱ 期临床研究显示，存在 KIT 突变或扩增的转移性黑色素瘤总体有效率为 20%~30%，疾病控制率为 35%~55%，但大部分有效的患者维持时间较短。

（2）CDK4 抑制剂：约 60% 的 OMM 会出现 CDK4 基因扩增，推荐有 CDK4 扩增的 OMM 患者参加 CDK4 抑制剂的临床研究。

（3）BRAF 抑制剂：OMM 的 BRAF 突变率不到 5%。一旦发现突变，BRAF 抑制剂有较好的疾病控制率。

（4）抗血管生成靶向药物：OMM 易侵及血管，是其对抗血管生成药物相对敏感的原因之一，化疗+抗血管生成药物可作为不可切除或晚期 OMM 的姑息治疗方案。常用化疗+抗血管生成药物方案：顺铂+达卡巴嗪+恩度方案（顺铂 75 mg/m^2 d1，DTIC 250mg/m^2 d1-5，恩度 15mg/m^2 d1-7 q3w）。

2 免疫治疗

（1）PD-1 单药：PD-1 单药对 OMM 的有效率只有

10%~15%，学界推荐肿瘤负荷小、寡转移的OMM可选择PD-1单药。

（2）PD-1联合抗血管靶向治疗：2019年，J Clin Oncol在线发表了"JS001联合阿昔替尼一线治疗晚期黏膜黑色素瘤的Ⅰb期临床研究"，其中RECIST标准下有效率为48.3%，疾病控制率为86.2%；irRECIST标准下有效率为51.7%。RECIST标准的中位PFS为7.5个月，irRECIST标准的中位PFS为8.9个月。学界建议肿瘤负荷大的OMM可酌情选择联合用药。

第七章

口腔颌面黏膜黑色素瘤全程康复与随访

OMM 患者应终身随访，包括体检以及影像学检查。

（1）体检：重点为原发部位附近黏膜和颈部淋巴结，对可疑黏膜色素痣或黑斑，可早期行冷冻或切除。

（2）影像学检查：原发部位增强 CT 或 MRI 检查，区域淋巴结 B 超或增强 CT（腮腺、颈部）及胸部（X 线或 CT），根据临床症状行全身骨扫描及 PET-CT 检查。

（3）随访时间：第 1 年，每 1～3 个月随访 1 次；第 2 年，每 2～4 个月随访 1 次；第 3～5 年，每 4～6 个月随访 1 次；5 年后，每 6～12 个月随访 1 次。

（4）康复训练与赝复体：语言、咀嚼、吞咽及上肢功能等训练，义颌、义齿和义眼等修复。以提高病人的生存质量和自信心。

— 第八章

初治口腔颌面黏膜黑色素瘤诊治流程

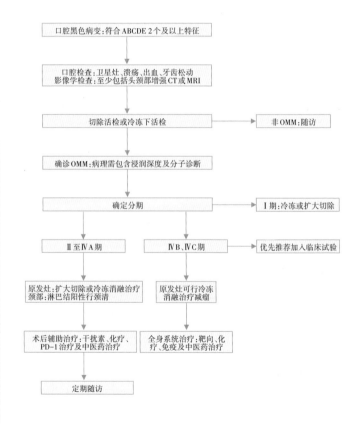

口腔黑色病变:符合 ABCDE 2 个及以上特征

口腔检查:卫星灶、溃疡、出血、牙齿松动
影像学检查:至少包括头颈部增强 CT 或 MRI

切除活检或冷冻下活检 → 非 OMM:随访

确诊 OMM:病理需包含浸润深度及分子诊断

确定分期 → Ⅰ期:冷冻或扩大切除

Ⅱ至ⅣA期

ⅣB、ⅣC期 → 优先推荐加入临床试验

原发灶:扩大切除或冷冻消融治疗
颈部:淋巴结阳性行颈清

原发灶可行冷冻消融治疗减瘤

术后辅助治疗:干扰素、化疗、PD-1治疗及中医药治疗

全身系统治疗:靶向、化疗、免疫及中医药治疗

定期随访

[1] 吴云腾，任国欣，孙沫逸等.中国头颈黏膜黑色素瘤临床诊治专家共识[J].中国口腔颌面外科杂志，2015，13（03）：262-269.

[2] ziti PM，Mazzoni T：Oral Melanoma，statpearls. Treasure Island（FL），2021

[3] SCHMIDT M Q，DAVID J，YOSHIDA E J，et al. Predictors of survival in head and neck mucosal melanima [J]. Oral oncology，2017，73：36-42.

[4] LEE R J，LEE S A，LIN T，et al. Determining the epidemiologic，outcome，and prognostic factors of oral malignant melanoma by using the Surveillance，Epidemiology，and End Results database [J]. Journal of the American Dental Association（1939），2017，148（5）：288-97.

[5] HICKS M J，FLAITZ C M. Oral mucosal melanoma：epidemiology and pathobiology [J]. Oral oncology，2000，36（2）：152-69.

[6] CUI C，LIAN B，ZHOU L，et al. Multifactorial Analysis of Prognostic Factors and Survival Rates Among 706 Mucosal Melanoma Patients [J]. Annals of surgical oncology，2018，25（8）：2184-92.

[7] SUN S，HUANG X，GAO L，et al. Long-term treatment outcomes and prognosis of mucosal melanoma of the head and neck：161 cases from a single institution [J]. Oral oncology，2017，74：115-22.

[8] ALBUQUERQUE D M，CUNHA J L，ROZA A L，et al. Oral pigmented lesions：a retrospective anal from Brazil [J]. Medicina oral，patologia oral y cirugia bucal，2021，26（3）：e284-e91.

[9] YAMADA S I, KURITA H, KAMATA T, et al. Clinical investigation of 38 cases of oral mucosal melanoma: A multicentre retrospective analysis in Japan [J]. The Australasian journal of dermatology, 2017, 58 (4): e223-e7.

[10] MOYA-PLANA A, MANGIN D, BLANCHARD P, et al. Prognostic value and therapeutic implicalions of nodal involvement in head and neck mucosal melanoma [J]. Head & neck, 2021, 43 (8): 2325-31.

[11] WU Y, ZHONG Y, LI C, et al. Neck dissection for oral mucosal melanoma: caution of nodular lesion [J]. Oral oncology, 2014, 50 (4): 319-24.

[12] ORANGES C M, SISTI G, NASIOUDIS D, et al. Hard Palate Melanoma: A Population-based Analusis of Epidemiology and Survival Outcomes [J]. Anticancer research, 2018, 38 (10): 5811-7.

[13] WU Y, WANG L, MA X, et al. The existence of early stage oral mucosal melanoma: A 10-year retprospective analysis of 170 patients in a single institute [J]. Oral oncology, 2018, 87: 70-6.

[14] Young A, okuyemi OT: Malignant Tumors of the Palate, statpearls. Treasure Island (FL), 2021

[15] KUMAR V, VISHNOI J R, KORI C G, et al. Primary malignant melanoma of oral cavity: A tertiary care center experience [J]. National journal of maxillofacial surgery, 2015, 6 (2): 167-71.

[16] FEMIANO F, LANZA A, BUONAIUTO C, et al. Oral malignant melanoma: a review of the literalure [J]. Journal of oral pathology & medicine: official publication of the International Association of Oral Pathologists and the American Academy of Oral Pathology: 2008, 37 (7): 383-8.

[17] EISEN D, VOORHEES J J. Oral melanoma and other pigment-

ed lesions of the oral cavity [J]. Journal of the American Academy of Dermatology, 1991, 24 (4): 527-37.

[18] LIAN B, CUI C L, ZHOU L, et al. The natural history and patterns of metastases from mucosal melanoma: an analysis of 706 prospectively-followed patients [J]. Annals of oncology: official journal of the European Society for Medical Oncology, 2017, 28 (4): 868-73.

[19] FLUKES S, LOHIA S, BARKER C A, et al. Are our patients doing better? A single institution exerence of an evolving management paradigm for sinonasal mucosal melanoma [J]. Oral oncology, 2021, 112: 105006.

[20] SOARES C D, CARLOS R, ANDRADE B A B, et al. Oral Amelanotic Melanomas: Clinicopathologic Features of 8 Cases and Review of the Literature [J]. International journal of surgical pathology, 2021, 29 (3): 263-72.

[21] IGARASHI H, FUKUDA M, KONNO Y, et al. abscopal effect of radiation therapy after nivolumabmonotherapy in a patient with oral mucosal melanoma: A case report [J]. Oral oncology, 2020, 108: 104919.

[22] ZHANG J, YU M, LI X, et al. Combination therapy improves immune response and prognosis in patents with advanced oral mucosal melanoma: A clinical treatment success [J]. Oral surgery, oral kedicine, oral pathology and oral radiology, 2018, 126 (4): 307-16.

[23] MEHNERT J H, HEARD J L. STAGING OF MALIGNANT MELANOMAS BY DEPTH OF INVASION; A PROPOSED INDEX TO PROGNOSIS [J]. American journal of surgery, 1965, 110: 168-76.

[24] CLARK W H, JR. AINSWORTH A M, BERNARDINO E A, et al. The developmental biology of primary human malignant melanomas [J]. Seminars in oncology, 1975, 2 (2): 83-

103.

[25] ZHOU S, SIKORSKI D, XU H, et al. Defining the Criteria for Reflex Testing for BRAF Mutations in Cutaneous Melanoma Patients [J]. Cancers, 2021, 13 (9): 2282.

[26] BASTIAN B C. The molecular pathology of melanoma: an integrated taxonomy of melanocytic neopla [J]. Annual review of pathology, 2014, 9: 239-71.

[27] VAN BREESCHOTEN J, WOUTERS M, HILARIUS D L, et al. First-line BRAF/MEK inhibitors versus anti-PD-1 monotherapy in BRAF (V600) -mutant advanced melanoma patients: a propensi-matched survival analysis [J]. British journal of cancer, 2021, 124 (7): 1222-30.

[28] ISHIZAKI T, YAMAZAKI J, JELINEK J, et al. Genome-wide DNA methylation analysis identifies promoter hypermethylation in canine malignant melanoma [J]. Research in veterinary science, 2020, 132: 521-6.

[29] CHEN F, ZHANG Q, WANG Y, et al. KIT, NRAS, BRAF and FMNL2 mutations in oral mucosal melanoma and a systematic review of the literature [J]. Oncology letters, 2018, 15 (6): 9786-92.

[30] MILLáN-ESTEBAN D, GARCíA-CASADO Z, MANRIQUE-SILVA E, et al. Distribution and clinit role of KIT gene mutations in melanoma according to subtype: a study of 492 Spanish patients [J]. European journal of dermatology: EJD, 2021.

[31] CAI Y J, KE L F, ZHANG W W, et al. Recurrent KRAS, KIT and SF3B1 mutations in melanoma of the female genital tract [J]. BMC cancer, 2021, 21 (1): 677.

[32] RAWSON R V, WILMOTT J S, SCOLYER R A. Mucosal Melanoma: A Review Emphasizing the Molecular Landscape and Implications for Diagnosis and Management [J]. Surgical pathology clinics, 2021, 14 (2): 293-307.

[33] LYU J, MIAO Y, YU F, et al. CDK4 and TERT amplification in head and neck mucosal melanoma [J]. Journal of oral pathology & medicine: official publication of the International Association of Oral Pathologists and the American Academy of Oral Pathology, 2021, 50 (10): 971-8.

[34] ZHOU R, SHI C, TAO W, et al. Analysis of Mucosal Melanoma Whole-Genome Landscapes Reveal Clinically Relevant Genomic Aberrations [J]. Clinical cancer research: an official journal of the American Association for Cancer Research, 2019, 25 (12): 3548-60.

[35] LYU J, SONG Z, CHEN J, et al. Whole-exome sequencing of oral mucosal melanoma reveals mutaional profile and therapeutic targets [J]. The Journal of pathology, 2018, 244 (3): 358-66.

[36] KIM H S, JUNG M, KANG H N, et al. Oncogenic BRAF fusions in mucosal melanomas activate the MAPK pathway and are sensitive to MEK/PI3K inhibition or MEK/CDK4/6 inhibition [J]. Oncogene, 2017, 36 (23): 3334-45.

[37] MIZRAHI J D, SURANA R, VALLE J W, et al. Pancreatic cancer [J]. Lancet (London, England), 2020, 395 (10242): 2008-20.

[38] VORA G K, DEMIRCI H, MARR B, et al. Advances in the management of conjunctival melanoma [J]. Survey of ophthalmology, 2017, 62 (1): 26-42.

[39] RIGEL D S, FRIEDMAN R J, KOPF A W, et al. ABCDE--an evolving concept in the early detetion of melanoma [J]. Archives of dermatology, 2005, 141 (8): 1032-4.

[40] MA X, WU Y, ZHANG T, et al. The clinical significance of c-Kit mutations in metastatic oral mucksal melanoma in China [J]. oncotarget, 2017, 8 (47): 82661-73.

[41] MA X, WU Y, ZHANG T, et al. Ki67 Proliferation Index as

a Histopathological Predictive and Prognastic Parameter of Oral Mucosal Melanoma in Patients without Distant Metastases [J]. Journal of Caneer, 2017, 8 (18): 3828-37.

[42] AGARWALA S S, KEILHOLZ U, GILLES E, et al. LDH correlation with survival in advanced melanoma from two large, randomized trials (oblimersen GM301 and EORTC 18951) [J]. European journal of cancer (Oxford, England: 1990), 2009, 45 (10): 1807-14.

[43] WANG X, WU H M, REN G X, et al. Primary oral mucosal melanoma: advocate a wait-and-see policy in the clinically N0 patient [J]. Journal of oral and maxillofacial surgery: official journal of the American Association of Oral and Maxillofacial Surgeons, 2012, 70 (5): 1192-8.

[44] NENCLARES P, AP DAFYDD D, BAGWAN I, et al. Head and neck mucosal melanoma: The United Kingdom national guidelines [J]. European journal of cancer (Oxford, England: 1990), 2020, 138: 11-8.

[45] The NCCN clinical practice guidelines in oncology, head and neck cancers [M]. National comprehend Cancer Network. Inc.. 2021

[46] 王永炎. 中医内科学[M]. 上海: 科学技术出版社 2004年 p10-23.

[47] 潘明继。扶正生津汤配合放射治疗鼻咽癌150例远期疗效观察。中西医结合杂志1985; 2 (2): 83-85

[48] 刘嘉湘, 施志明, 徐振晔等.滋阴生津益气温阳法治疗晚期原发性肺腺癌的临床研究[J]. 中医杂志, 1995 (03): 155-158+132.

[49] 刘嘉湘.实用中医肿瘤手册[M]. 上海: 科技教育出版社1998年 p71-89.

[50] 朴炳奎, 唐文秀, 张宗岐等.肺瘤平膏治疗晚期原发性肺癌临床观察——附339例临床分析[J]. 中医杂志, 1991 (04):

21-23.

[51] 孙燕.中药的免疫调节作用[J].北京医学，1993；3（04）：13-14.

[52] CUI C，MAO L，CHI Z，et al. A phase II，randomized，double-blind，placebo-controlled multicenter trial of endostar in patients with metastatic melanoma [J]. Molecular therapy：the journal of the American Society of Gene Therapy，2013，21（7）：1456-63.

[53] ASCIERTO P A，DEL VECCHIO M，MANDALá M，et al. Adjuvant nivolumab versus ipilimumab in resected stage IIIB-C and stage IV melanoma（CheckMate 238）：4-year results from a multicentre，double-blind，randomized，controlled，phase 3 trial [J]. The Lancet Oncology，2020，21（11）：1465-77.

[54] SHENG X，YAN X，CHI Z，et al. axitinib in Combination With toripalimab，a Humanized immynoglobulin G（4）Monoclonal Antibody Against Programmed Cell Death-1，in Patients With metastat Mucosal Melanoma：An Open-Label Phase IB Trial [J]. Journal of clinical oncology：official journal of the American Society of Clinical Oncology，2019，37（32）：2987-99.

[55] 樊代明.整合肿瘤学·临床卷[M].北京：科学出版社，2021.

[56] 樊代明.整合肿瘤学·基础卷[M].西安：世界图书出版西安有限公司，2021.